Autismo
Relatos de Padres

De la Ausencia a la Presencia

Arlete De Gasperin

DEDICATORIA

A mi madre y a todas
las madres de personas con Autismo.

Sumário

Presentación

Este es un libro de historias reales, historias de vidas tocadas y transformadas a partir de la experiencia en grupo. Fue pensado, desarrollado y contado con el objetivo de dar oportunidad para que más familias tengan acceso a información sobre esa nueva posibilidad de intervención que tanto ayuda a la mejoría de los síntomas y de la dinámica familiar de la persona con Trastorno de Espectro de Autismo o simplemente Autismo.

Autismo, Relatos de Padres nació de una iniciativa conocida como "Proyecto Autismo & Constelación, De la Ausencia a la Presencia", realizada con AMA Videira (Asociación de Amigos de Autistas de Videira) en Santa Catarina, en el Sur de Brasil. Este libro no es una receta orientadora, ni es una verdad única en forma de aciertos. Es el resultado del trabajo en forma de historias de este grupo. Importante decir que cada ser humano es único y como ser único tiene una velocidad en su transformación. El resultado es fruto de conocer, aprender y vivenciar las cuatro Fuerzas de Amor, una filosofía de vida que tiene como base la fuerza del **asentimiento** a la vida, la fuerza del **orden**, la fuerza de **pertenencia** y la fuerza del **equilibrio** entre dar y recibir.

Este libro es para usted que quiere **conocer** nuevas posibilidades, adquirir nuevas **habilidades** y tomar nuevas **actitudes** por su hijo, por usted y por su familia, donde el temor de lo diferente no le paraliza y le conduce en dirección a una buena solución y a más VIDA, pero si usted está buscando alguno "trabajo" de cura milagrosa mágica o de un "tratamiento alternativo" que sustituya los convencionales, este libro no es para ti, pues aquí apenas describo, de forma simple, como la experiencia de una filosofia sistémica de vida basada en las Fuerzas del Amor en conjunto con las Nuevas Constelaciones Familiares han contribuido en la vida familiar y por resonancia, ablandaron los síntomas del Autismo en los niños, segun la percepción de los participantes. Y eso no es poca cosa para quien cuida diariamente de alguien con los síntomas de Autismo.

Hago hincapié de reforzar el párrafo anterior para que ningún lector descuidado saque conclusiones equivocadas y vaya por la vida postando en las redes sociales que prometi la cura del Autismo con las Constelaciones Familiares, caluniando y llamando a juzgamiento, condenación o odio de personas que no respetan y no admiten pensamientos diferentes del grupo a cual pertenecen.

Por todo eso, mi intención aqui no es convencer a nadie de cosa alguna. Mi propósito aqui, es apenas relatar eso maravilloso que experimentamos en ese proyecto y las personas que hicieron sintonia con esa filosofia puedan elegir agregar mas esa posibilidad en sus vidas.

Por otro lado, ruego a las personas que no están de acuerdo con esa filosofia de vida, que apenas la respeten, así como yo respecto los diferentes pensamientos del grupo a que pertenezco.

Respetar las diferencias es un buen comienzo para la evolución humana.

Finalmente, este libro es el resultado del Amor en Acción de un grupo de familias y profesionales que eligen **hacer algo más** de lo que hacían y conquistaron resultados sorprendentes.

Autismo & Constelación
De la Ausencia a la Presencia

Este libro tiene como propósito llevar

información sobre mi trabajo con las Nuevas Constelaciones Familiares y sobre el proyecto que desarrollé, Autismo & Constelación - De la Ausencia a la Presencia. Pretende también divulgar los buenos resultados alcanzados cumpliendo con la responsabilidad social de compartir con todos los interesados sobre este nuevo camino que da oportunidad de mejorar la calidad de vida atenuando los síntomas del TEA[1].

---

[1] Transtorno de Espectro de Autismo

Prefacio

Agradezco mucho a Arlete haber iniciado ese maravilloso camino de ayuda a los grandes excluidos que son los autistas y sus familias.

Con su dinamismo, entrega y valentía, Arlete se ha atrevido a abrir una nueva vía de apoyo y sanación para el autismo. Cuando descubrió que las constelaciones familiares conseguían transformar la vida de las criaturas y el dolor de los padres, puso toda su energía, su tiempo y su dedicación profesional para ofrecer un conjunto de herramientas original y extremadamente eficaz a las familias que sufren de un TEA.

La filosofía de las constelaciones ayuda a madres y padres a volver a encontrarse, con respeto y compasión. La práctica de las constelaciones libera a la criatura enferma del peso de tragedias pasadas y, de un modo sorprendente, los trastornos se van aliviando hasta desaparecer, permitiendo a esta criatura empezar a disfrutar de su propia vida.

Felicito a Arlete por ofrecer una nueva esperanza, profesional y de vanguardia, para todos los que conviven con el autismo.

Brigitte Champetier de Ribes

Madrid, España en 01/08/2020

Un poco de mi historia

Soy fonoaudióloga por graduación, maestra en educación y participo como Profesora en Workshops, Cursos y Formaciones en Nuevas Constelaciones Familiares. Después de vivenciar un aumento significativo de padre e hijos con TEA en mis grupos de Nuevas Constelaciones Familiares (NCF) y también en atención individual, teniendo un retorno positivo de las familias con mitigación de muchos síntomas, potencialización de otras terapias y mejora de la dinámica familiar, opté por ir en busca del doctorado. Encontré una línea de investigación adecuada a mi deseo de unir el estudio de aplicación de las NCF con familias de personas con TEA y, como fonoaudióloga, observar las mejoras de comunicación y lenguaje.

Fui llena de sueños a Portugal empezar un doutorado en disturbios y perturbaciones de lenguaje, pero con la pandemia COVID19, quedé imposibilitada de dar seguimiento. ¿En ese periodo regresé a frecuentar congresos dirigidos al Autismo, y mi pregunta siempre era quien cuida de los padres? ¿Dónde están esos padres? la respuesta era: los padres también son parte del proceso y contribuyen haciendo trabajo terapéutico en casa. Mas mi pregunta continuaba siendo: **quien cuida de los padres, quien ve por el dolor, por posibilidades y soluciones y no solo para el TEA en sí?**

Mi sensación era que el enfoque estaba solo en el trastorno y no en la solución, a pesar de que todos los profesionales son muy bienintencionados y están trabajando duro en su hacer terapéutico. Yo sentía una gran brecha entre la familia, la persona con TEA y los profesionales. Mi percepción era que, si nos enfocamos sólo en el TEA, olvidamos a la persona que tiene el TEA. Esta es anterior a él, y todavía, anterior a la persona con TEA está su familia, que viene de muy lejos. Expandiendo esa mirada para el origen de la vida en los sistemas familiares es que vi una luz, una nueva posibilidad de intervención.

Cuando un hijo es diagnosticado con TEA, la posibilidad de tener un padre, madre, tío, abuela con algún trazo más bien "ligero" es altísima; esa es una realidad.

Aquí podemos observar la fuerza de la herencia familiar, pues no heredamos solo el color de los ojos, cabellos, finalmente, rasgos y semejanzas físicas (patrimonio genético), heredamos también un legado emocional, donde traumas y conflictos no resueltos en generaciones pasadas vienen como una bola de nieve, a cada generación quedando más grande, con la intención de ser visto, reconocido e integrado al sistema familiar a través del amor. Lo que tal vez signifique que la solución esté en otro lugar, que hasta hoy no fue observado en los tratamientos convencionales.

Una de las posibilidades de solución está en la cura de las herencias genéticas, en el tratamiento de los síntomas y de la familia, de una manera fenomenológica, observando las cuatro Fuerzas del Amor.

En mi percepción, el Autismo trae

síntomas fuertes, marcados, imposibles de ser negados. Esos síntomas, que eran ligeros en los antepasados, ahora están condensados en una persona, y a veces en más de una en el mismo linaje y ramo familiar. Todos los síntomas son señales de que algo necesita ser observado, reconocido, honrado, reintegrado al sistema familiar, así pudiendo regresar a un orden donde la fluidez de la vida es posible, aun con las dificultades.

El camino para ese restablecimiento es identificar las Fuerzas del Amor que guían los sistemas familiares de los cuales todos nosotros, seres humanos, somos parte. A partir de esa nueva información, una nueva consciencia es posible para quien se dispone a vivenciar esas Fuerzas del Amor a partir de la presencia.

Con el apoyo incondicional de Lídio, mi marido, resolvimos aplicar el proyecto, que ya estaba listo, como un proyecto social y desde él observar y medir, a través de encuestas, la evolución de los participantes del proyecto y el impacto en sus relaciones familiares. Así hemos hecho. Fuimos en búsqueda de una institución que aceptara el desafío de pasar por ese proceso innovador y desconocido hasta el momento.

Definido esto, iniciamos la aplicación del proyecto en diciembre de 2019. El diseño original era de seis encuentros presenciales. Entonces llegó el Covid19 (pandemia de 2020) y nos mostró que era necesario rediseñar, y así fue. Hicimos tres encuentros presenciales y tres virtuales. Aprendimos que es posible contribuir con más familias, aunque estas estén a un océano de distancia. La tecnología nos proporciona esa posibilidad de unir trabajo serio a personas con deseo de hacer algo a más por ellas y sus hijos.

Muchos hechos vivenciados y observado por mí en el trascurrir del trabajo, y contados por las propias madres del proyecto, están en sintonía con la teoría de Constelación Familiar de Bert Hellinger[2].

Uno de los hechos es la importancia

---

[2]**Bert Hellinger,** nascido en Alemania en 1925, se graduó en Filosofía, Teología y Pedagogía. Como miembro de una ordem misionera católica, estudo, vivió y trabajó durante 16 años en Sudáfrica, dirigiendo varias escuelas de nível superior. Posteriormente, se hizo psicoterapeuta y, atraves de Dinámica de Grupos, de Terapia Primaria, de Análise Transacional y de diversos métodos hipnoterapeuticos, desarolló su propia Sistémica Familiar. Su entendimiento de las leyes según las quales los miembros de un sistema familiar quedán tragicamente implicados, así como su manera de configurar las Constelaciones Familiares visando una solución inmediata, proporcionaron a Hellinger el reconocimiento como una de las figuras-llave del mundo psicoterapeuta actual. Morrió el 19 septiembro de 2019, a los 93 años, en su casa. Dejó más de 80 libros como contribuición al mundo en busqueda de buenas soluciones y a servicio del Amor.

de la presencia del padre, con la autorización de la madre, en el corazón de los hijos, para el hijo estar presente y seguir seguro en paz. La clave para los hijos vaya para el padre está en el corazón de las madres. Las madres tienen el poder de liberar a los hijos para los padres y lo padres, a su vez, tienen el derecho y el deber de ser padres. "Todos los que pertenecen tienen el mismo derecho de pertenecer. No se puede excluir nada", nos dice Bert Hellinger.

Percibí durante el proceso que las "super madres" están muy lastimadas, adoloridas con sus propias cuestiones del femenino junto al masculino, con los dolores de su infancia y no aprendieron a tener permiso de bajar la guardia e ir a cuidar primero de su dolor. Como si no tuvieran permiso de sentir el dolor e ir a buscar ayuda para sí, buscan un super poder que es una energía adoptada, que las dejan cada vez más "apartadas" de sus propios dolores; todo eso con buena intención, no consiguen tampoco estar presentes, pues están sumergidas en su propio dolor, el dolor de luto que no pudo procesar, pues fue necesario salir corriendo en búsqueda de soluciones. Por más que estén llevando sus hijos a terapias, no están presentes, están reactivas en búsqueda de soluciones, haciendo lo mejor que pueden con los recursos que tienen.

Observo que los padres que más están al servicio del Autismo son los que más buscan llenar la agenda con terapias, como si ese movimiento de ir y venir pudiera esconder su dolor. Todo eso es amor, más un amor con dolor. La intención es buena, pero el resultado, por lo que observé, es como si estuvieron secando el hielo, así, como una copa de nieve y un círculo vicioso, todo se repite cuando no se tienen recursos para ver lo esencial que es lo que está en el corazón de la madre. Cuando esa madre tenga recursos, va a buscar y dar espacio al que está hablando, e incluirlo en el sistema familiar, y muchas veces lo que está faltando es el padre. Incluir al padre es dar permiso a ese hijo también de recibir del padre y permitirle ejercer el derecho y el deber de ser padre. Cuando este tiene un lugar con el permiso y la bendición de la madre para ejercer el derecho a la paternidad, a él le cabe ejercer el deber de la paternidad. Cuando el padre no esté disponible, la madre tiene el deber de ir buscar a ese padre por medios legales, pero, primero en su corazón necesita darle permiso de estar presente en el corazón del hijo. Reconocer la importancia de ese padre es el primer paso en dirección a nuevas posibilidades.

Repito, la **llave** está en el corazón de las madres. Dicho así, en resumen, parece pesado y parece una injusticia con las madres, pero no lo es. Usted va a percibir que esa responsabilidad, que en un primer momento puede asustar a quien nunca había pensado así, puede llevar a una autonomía, pues si yo estoy con las **llaves en el corazón** entonces yo estoy con la solución para esta pregunta. Eso genera un poco más de "trabajo", exige humildad, pero provoca una libertad y levedad que contribuye a mejorar los síntomas.

El objetivo principal del proyecto fue cuidar las familias y en especial ayudar a las madres a mirar y cuidar, dando nuevos recursos y con amor ir a buscar el asentimiento de todo como es, trayendo para la presencia ese amor que lleva al estado de ego adulto[3].

Cuando los adultos estén en sus estados de ego adulto, van a poder estar presentes y cada uno desempeñará su papel, madre es madre y padre es padre. Para eso será necesario un camino, y ese camino cuando es recorrido, teniendo como base las cuatro Fuerzas del Amor, llevará a una madurez emocional y a un orden familiar. En ese camino cada uno va a buscar su lugar en el sistema familiar. "El amor es una parte del orden. El orden precede al amor y este solo puede desarrollarse dentro de él", nos enseña Bert.

Cuando la madre toma al padre en su corazón en igualdad 50% padre y 50%

---

[3]**Estado de Ego Adulto (EEA)** es un concepto que viene de la teoría de Análise Transacional. Su autor, Eric Berne, estudió los estados del Ego, que son sistemas coerentes de pensamiento y sentimiento manifestados por patrones de comportamientos correspondientes.

madre, tendrá la fuerza para dar permiso al padre de su hijo, ejercer el derecho y el deber de ser padre. Aquí no se mezclan cuestiones de la pareja. Cuando hablo del Padre, es aquel que junto con la madre transmitió la VIDA a ese hijo. Pues cuando se ama al hijo se ama por entero, ama al padre que vive en él, pues recuerde: 50% de las informaciones genéticas del padre y 50% de las informaciones genéticas de la madre vienen de muy lejos, de ambos sistemas familiares. Y esas informaciones, juntas, forman una comunidad de destino, que será la misma para todo siempre, aún después de que la pareja se separe. Quienes se separan son el hombre y la mujer, los padres están unidos en el DNA y en el corazón del hijo, y cuando el hijo siente esa separación de los padres en su corazón y no tienen el permiso de recibir lo que viene del padre y de su sistema, eso contribuye para perder el contacto con la realidad, la presencia en el aquí y el ahora. Aunque ese movimiento de exclusión del padre sea inconsciente.

Ustedes podrán percibir en las narraciones de las madres que el gran cambio ha sido la inclusión del padre, aun cuando este vive en la misma casa que la madre. Es un lugar interno de respeto e inclusión al masculino. Pertenecer al clan es nuestra necesidad básica. Cuando uno de los padres excluye al otro está excluyendo los 50% del progenitor que vive en el hijo, entonces excluye al propio hijo.

Le invito a conocer nuestro canal de *YouTube* y también a vivenciar esa nueva posibilidad. Permítase hacer algo mayor por usted que va a beneficiar directamente a su hijo. Como lo dice Bert Hellinger, *"Los hijos están a servicio de los padres... y todos los hijos son buenos y sus padres también".*

Un poco de teoría

La Constelación Familiar

Estamos hechos de todas las informaciones genéticas de los linajes paterno y materno, heredando, así, todo el patrimonio genético de nuestro clan. Al nacer somos 50% informaciones venidas del padre por espermatozoides y 50% venidas del óvulo de la madre, que juntos, se transforman en una semilla de vida que brotó en el suelo fértil del útero de la madre. Esta nos trae a la vida, es nuestro portal. Pero, ese portal solo es activado por la presencia del padre en la forma de su espermatozoide, y así padre y madre juntos nos dieron la vida, esa vida que vino de muy lejos y no inició con nuestros abuelos, vino mucho antes, viajando en el tiempo cargado de informaciones como:

el color de nuestros ojos, nuestra estatura física, el color de la piel - características que son visibles a todos. Junto con estas características visibles heredamos también el patrimonio de las cuestiones transgeneracional como: la emoción prioritaria del clan, la facilidad o la dificultad de expresarse, el gusto por determinada comida, el valor de subir a las alturas o el miedo que paraliza en el primer escalón de la escalera.

Heredamos todas las emociones vividas, alegrías, miedo, coraje, tristeza, envidia, celos... todas las emociones sin excepción, pero lo que más pesa sobre nosotros son las emociones que no fueron posibles de ser vividas por nuestros ancestros. Todo lo que fue reprimido – y aquí no importa el motivo apenas el hecho, o acontecimiento en sí, sin juzgar correcto o equivocado – queda como información que necesita ser vivida, incluida para que el sistema familiar pueda encontrar el equilibrio y para cada uno quedarse en su lugar y con lo que es suyo. Incluir todo lo que pasó, desde el corazón, asintiendo el pasado como fue, dando lugar con amor e incluyendo lo que fue reprimido, rechazado en tiempos anteriores, es nuestra parte de responsabilidad en la evolución del clan, lo que Bert Hellinger observó por medio de la unión de muchas teorías de base es también en su experiencia y observación de como eso refleja en nuestras vidas.

Inicialmente observó que en el sistema familiar existen leyes básicas que el llamó Ordenes del Amor, y con el pasar de los años Brigitte Champetier de Ribes[4] incluyó una más y la llamó Fuerzas del AMOR, y es así que serán nominadas aquí - las Fuerzas del Amor. Ellas representan lo que guía los sistemas familiares, el amor, incluyendo el amor con dolor. Amor con dolor es cuando estamos ligados a un hecho vivenciado por un ancestro y que en la época no pudo ser incluido, vivenciado en su totalidad, con sus ganancias y sus consecuencias.

Bert Hellinger percibió que todo lo que ha quedado excluido en una

---

[4]**Brigitte Champetier de Ribes**, nascida en Marruecos en 1947. Es reconocida en el mundo de las Constelacioes por su entrega al campo de las Novas Constelaciones, creadas por Bert Hellinger hace más de diez años. Reside en España desde 1972. Realizó sus estudios de Psicología en Paris. Es psicóloga y psicoterapeuta. Fué por 20 años profesora de Filología Francesa. Se graduó em nuevas corrientes de la psicoterapía humanista: PNL, Análise Transacional, Gestalt, Hipnosis, Eneagrama y vários otros. En 2005 abrió el Instituto de Constelaciones Familiares, donde es directora. Trabaja con *workshops* y formaciones de Nuevas Constelaciones en España y Latino América.Tiene cuatro libros disponibles em el mercado. En su página web tiene muchas informaciones gratuitas a servicio de la VIDA (www.insconsfa.com).

generación anterior regresa en generaciones siguientes para ser nuevamente visto, vivido y, si posible, incluido con amor, desde nuestro estado de ego adulto. Cuando no es vivido desde ese amor adulto, el hecho va a repetirse de generación en generación hasta que un descendiente tenga el permiso de incluirlo con amor. Así no necesitará presentarse en todas las generaciones.

Hay una frase de Bert que expresa como las Constelaciones pueden contribuir para la madurez del amor en el seno familiar: "Transformar nudos en moños de amor, transformar la maldición en bendiciones"; y "Estamos liberados del mal cuando serenamente podemos dejar ir", todas las frases de Bert Hellinger que hablan de la esencia del trabajo.

Ese trabajo tiene como uno de los

objetivos buscar en dónde el flujo del amor está interrumpido en las familias, colectiva e individualmente, dónde cada individuo está en ese contexto y dónde quedo enmarañado con su parte de fidelidad al clan.

Vivir las Fuerzas del Amor es la base de este trabajo.

A continuación describo la Fuerzas del Amor y en los relatos que siguen podrán ver lo que es posible conquistar cuando estamos en sintonía con el amor que fluye en nuestras familias, por la vivencia de las cuatro Fuerzas del Amor desde nuestro adulto. Aquí no voy a describir la manera practica de trabajo y sí el objetivo, que es contarles lo que podemos lograr al pasar por él.

Este libro es una invitación para usted que quiere hacer algo más grande por usted mismo y por su hijo con Autismo. Permítase conocer una nueva manera de vivir la vida que le fue regalada y viene de muy lejos, viajando para llegar hasta usted, y que por amor a todo, usted pasó.

Las Fuerzas del Amor

Voy a compartir lo que aprendí con Bert y Brigitte. Inicialmente Bert Hellinger observó, a lo largo de muchos años de trabajo, que existían reglas que comandaban los sistemas familiares y que él llamó de las Órdenes del Amor. Cuando una de esas es infringida, lleva a los enmarañamientos, sufrimientos em forma de repetición de destino de los ancestros. Todas esas órdenes están al servicio del amor que guía a cada persona dentro de su sistema. Bert descubrió que lo que conduce a la vida humana es el AMOR, todo es amor. Ese amor está a servicio de Algo Mas Grande que da y soporta a la vida. Esas leyes fueron nombradas por él como: Ley de Pertenencia, Ley del Dar y Recibir, equilibrio. Quien vive respetando esos órdenes, fluye con la vida.

Voy a describir lo básico de cada una, el libro *Las Fuerzas del AMOR*, de Brigitte Champetier de Ribes.

La Fuerza de asentimiento o permiso a la Vida

Esa es la fuerza más exigente por incluir las otras tres fuerzas. Aceptar a todo y todos tal como es y son. Amar y aceptar incondicionalmente la vida recibida de nuestros padres, sin exigencias del tipo: te amo madre... Te amo del la forma que eres.

La Fuerza del Orden

La segunda Fuerza del Amor habla del orden en el sistema familiar, en aceptar nuestra vida incondicionalmente de la manera como la recibimos y en lugar que nos fue regalada. Cada uno tiene un lugar de origen en el sistema y lo que lo define es la fecha de nacimiento, que es única.

La Fuerza de Pertenencia

Todos tienen el mismo derecho de pertenecer por igual. Cuando recibimos la vida de nuestros padres ganamos el derecho de pertenecer a aquel clan, indiferente de lo que pueda acontecer con nuestro destino, cómo, por ejemplo, nos volvimos un asesino. Por el hecho de ser hijos de nuestros padres tenemos el derecho de pertenecer, indiferentes a lo que pueda acontecer o hacer unos a los otros.

El movimiento de esa fuerza es el de la inclusión y del respeto a las diferencias. Todos, independientes de su destino, tienen el mismo derecho de pertenecer.

La Fuerza del Equilibrio entre el Dar y el Recibir

Esa fuerza es el de la compensación entre ganar y perder el equilibrio, entre el dar y el recibir. Los desequilibrios en la vida – a veces damos mucho – a veces recibimos mucho – hacen que entre en acción una compensación arcaica[5]. Cuando nos sentimos deudores nos castigamos de alguna manera. Esa fuerza no habla de nuestra estructura energética, internamente hecha por polaridades. Dar las gracias es la mejor compensación, es una compensación de amor que crea inmediatamente algo nuevo y mejor. Dar las gracias también significa estar constantemente en el presente, dando gracias al recibido y regresando este recibido, dando su contribución. Cuando damos gracias a todo, el bueno y el difícil, estamos en el presente, reconociendo que todo es parte de la vida, mediante la gratitud y el amor, amor a todos como

---

[5]**Compensación Arcaica** - viene de la consciencia arcaica que no suporta ninguna exclusión. Es una leye sistémica, que cuando alguien ha sido excluído em el sistema, la presión de un otro "ejemplo" haz con que él sea más tarde representado por una persona de la família. La consciencía arcaica es una fidelidad "ciega" a un ancestro que fue excluído. Cuando uma persona está identificada, repetiendo el mismo patrón, es llamada de compensación arcaica.

son, y no el amor no emocional, pues este es excluyente. Ese es el amor adulto, amor a todos como son, sin juzgar moralmente. Cuando estamos en nuestro adulto, no debido a la edad y sí al estado de presencia, estamos conectados a Algo Más Grande; podemos dar un salto cuántico en nuestras vidas y salir del lugar en que estábamos. Entender que todo es parte y está a nuestro servicio y al servicio de nuestra evolución como seres humanos es aceptar lo que es, que, a su vez, es una decisión personal. Cada vez que nos colocamos al servicio de la vida nos rendimos a ella y nos conectamos a algo nuevo.

De la Ausencia a la Presencia

Este proyecto fue pensado y gestado para ser una investigación de doctorado y debido a algunas circunstancias, fue aplicado como proyecto social y de investigación.

Aproveché todos mis estudios académicos y planeamiento y lo ejecuté.

El proyecto fue realizado en sociedad con AMA Videira (Asociación de los Amigos de los Autistas de Videira) en Santa Catarina.

Fueron seis encuentros con padres, familiares y cuidadores de personas portadoras con TEA, sin la participación de los niños. Iniciamos con la participación de família de 11 ninhos, pero, una de las mamás no pudo seguir por causas personales. De las diez familias que iniciaron y finalizaron el proyecto, uno, además de TEA, también es portador de Síndrome de Down.

El proyecto inicial estaba previsto para seis encuentros presenciales, con duración de siete horas cada una, era un encuentro por mes, por seis meses seguidos. Las preguntas fueron aplicadas en marco cero (primer encuentro), en el tercer y en el sexto encuentro.

Cumplimos tres encuentros de acuerdo al cronograma original y fuimos sorprendidos por la pandemia Covid-19, y tuvimos que reinventar. En el cuarto encuentro atendí cada padre y madre participantes vía *Skype,* con una Constelación individual de 60 minutos aproximadamente.

El quinto y sexto encuentros fueron realizados por *Zoom,* compartiendo en dos encuentros con todo el grupo. Lo hicimos dos encuentros para que no fuera muy cansado.

Así nos adaptamos y seguimos con el propósito inicial, y lo realizamos con éxito. Uno de los aprendizajes es que podemos trabajar en grupo por la aplicación *Zoom,* manteniendo la calidad y el resultado del trabajo.

De la práctica a la VIDA

Relatos de Padres

M, madre de DL de 20 años

Mi nombre es M, madre adoptiva de un joven de 20 años. Mi gran sueño era ser madre, mas no fue posible. Entonces opté por la adopción.

En 1999 llené un registro para adoptar un niño, pues ya había adoptado una niña linda. Un día me llamaron del Consejo Tutelar informandome que tenían un niño. Fuimos hasta allá para conocerlo. Era un niño muy desnutrido, pero me afirmaron que él solo necesitaría de alimentación y mucho amor. DL llegó con 6 kilos y 800 gramas y 10 meses de vida. En el mismo día en que o llevamos a casa, él no se sentía bien. Fuimos al hospital y tuvimos que internarlo. El pediatra que lo vio me dijo: "Usted sabe que este niño no va ni a caminarr ni a hablar?". En este momento me desmayé...

Mas no desistí de él de ninguna manera. Él es mi hijo de corazón y hago de todo para verlo bien. Empezamos con la fisioterapia para sentarse, gatear y caminar. DL caminó con 2 años y 6 meses, después de mucha lucha. Empezó a hablar solamente con 6 años.

Con el pasar del tiempo se percibió que él era diferente. En una consulta recibió el diagnóstico de Autismo.

Enfrenté muchas luchas, más nada con muchos resultados. El tiempo pasó y mi vida casi paró totalmente, pues me dedicaba solamente a él. Un día fui invitada para participar de una

Constelación Familiar.

Nunca había oído hablar sobre eso, quedé impresionada. En el principio no vi mucho resultado, pero con el pasar de los días DL empezó a tener unos comportamientos que nunca había demostrado. Empezó a ser más participativo, miraba a los ojos e interactuaba con la familia, cosa que era imposible antes, pues él se quedaba aislado. Empezó a ver la televisión, cosa que no hacía de ninguna manera. Fue hasta a una heladería y tomó su helado normalmente. Fue lindo de verlo.

Un día, mi marido estaba jugando con nuestro nieto carreras de coches en el juego de videos. Mi marido hacía que estaba con miedo y DL, que lo acompañaba en el juego pegó su mano y demostró miedo también. Fue la primera vez que expresó emoción. Todo esto pasó después de las Constelaciones Familiares.

DL es un joven de 20 años, que hasta un tiempo atrás usaba pañales. Ahora él pide ir al baño. Hoy él es muy diferente de lo que era antes de las Constelaciones, siempre mejorando cada día. Es un proceso lento, pero él está cada vez mejor. El otro día hubo una tempestad en mi ciudad, en la cual varias casas se quedaron sin tejas. Yo estaba con miedo y DL muy agitado. En aquel momento me acordé de imaginar el padre biológico en la espalda del lado derecho de él, como papá, lo calmarás y, milagrosamente, él se calmó y durmió.

He utilizado todas las noches antes de dormir la técnica de poner a su papá biológico a su lado derecho y a su mamá biológica del lado izquierdo (mentalmente). Eso ha ayudado a DL a dormir, pues estaba despertando todos los días a las 4 de la madrugada. Ahora duerme como un angelito y sin medicamentos.

¿Lo que cambió en mí? Siento que soy una persona más ligera, mis angustias y nerviosismo pasaron. Hoy veo el mundo cómo es, veo que las cosas acontecen en su tiempo. Todo lo que aprendí en las Constelaciones, lo uso todos los días. Tenemos material para toda la vida. Mi vida es más suave. Hoy puedo decir que vivo más feliz. Hoy veo en mi casa un hogar feliz, y veo las cosas como acontecen.

Sería bueno que todos pudieran hacer Constelación Familiar. La vida de las familias sería más leve y de los constelados también. Lo recomiendo mucho.

D y M, padres de VH de 12 años

Me llamo M y mi esposo se llama D. Tenemos un hijo llamado VH que tiene Síndrome de Down y está hoy con 12 años.

VH tiene apraxia del habla, hace sesiones de fonoaudiología desde el segundo mes de vida y también tiene características de Autismo. Eso fue lo que hizo que nos acercáramos a las Constelaciones.

VH tenía, además de la apraxia de habla, era muy necio y extremadamente infantil. Como primeros resultados, observamos que él empezó a comunicarse mejor. Todos los tíos que tienen contacto con él percibieron su cambio en el habla y también en la disminución de la necedad.

VH está platicando más y no solo haciendo berrinches (cerrándose) fue también despertado a una pre adolescencia, ganó más autonomía y responsabilidad con sus juguetes y horarios. Estamos cada día percibiendo más cambios y nuevos descubrimientos que él viene haciendo. Estamos muy felices y somos gratos al grupo que nos recibió con un cariño de familia. Fueron meses con muchas ganancias y conocimientos y percibimos el continuo avance en ese movimiento.

Cada día tengo más seguridad de que el regalo que nos dieron no tiene precio. Muchas Gracias. Por la vida.

C, madre de PG de 11 años

Cuando PG nació, nos quedamos cinco días hospitalizados debido a complicaciones respiratorias y de alteraciones glicémicas. Él presentaba innumerables malformaciones, entre ellas malformación cardiaca y una malformación de la vía aérea superior denominada laryngomalacia, siendo esta responsable de causar broncoaspiración, que es la infiltración de alimentos, líquidos y contenido gástrico proveniente del reflujo a las vías aéreas inferiores (tráquea, pulmones, bronquios, bronquiolos y alveolos pulmonares), causando neumonías infecciosas, neumonitis química y hasta síndrome respiratorio.

PG necesitó, hasta los 5 años, de

amparo médico y de profesionales de la salud durante sus internaciones, cirugías y procedimientos realizados, recibiendo en esa época un diagnóstico de Autismo. Hasta ese momento, se creía que tenía un síndrome genético desconocido.

A los 4 meses ingresó a APAE (Asociación de Padres y Amigos de Minusválidos), y allí permaneció hasta los 8 años de edad, recibiendo fisioterapia, fisioterapia ocupacional, fono terapia y todo el aparato de estimulación temprana.

A los 8 años empezó a presentar señales de que en aquel ambiente no era reconocido como parte de su grupo, pues su nivel de comprensión del mundo le permitía expresar de manera inadecuada, sus voluntades y necesidades.

En abril de 2018 tuve el primer

contacto con un grupo de trabajo que realizaba Constelaciones del TEA. Los primeros contactos me dejaron intrigada, pero curiosa sobre un asunto totalmente nuevo y retador.

El 21 de diciembre de 2019 el primer encuentro con el Proyecto Constelación y Autismo fue realizado en AMA. En ese momento ya tuve una feliz sorpresa al participar en la primera Constelación, en la que un participante representó a mi hijo como un ser social activo, amado y respetado, y otro participante representó las señales y síntomas del trastorno, desvinculando así una situación hasta entonces considerada permanente a otra transitoria.

Durante los encuentros realizados muchos fueron los momentos en que las lágrimas estuvieron presentes, las emociones fueron demostradas y los avances percibidos. La postura de los padres participantes se modificó, la comprensión de los procesos, la deconstrucción en algunos momentos causando sufrimiento y disconfort, pero necesaria para la reconstrucción.

Yo comprendí el significado y el respeto al masculino, el momento de aceptar y permitir entregar el hijo del corazón al padre, liberarlo para que él comparta momentos verdaderamente especiales y que aquel pequeño ser amado y preservado tiene sus potencialidades, sus límites infinitos y que vino para hacer un rescate donándose en forma de amor.

Después de la Constelación PG quedó más seguro de sí mismo y el control de esfínteres más organizado. Esta situación fue en dos momentos constelada, pues la dificultad de organización y los impactos para un niño que frecuenta la escuela regular en sexto año, y presenta dificultad de control de esfínteres, perjudica su autonomía y bien estar.

PG no es alfabetizado por su comórbida, que está asociada al TEA de Déficit Intelectual Moderada, pero tiene conocimiento del mundo, por ejemplo, reconoce etiquetas de productos, alimentos, sentimientos y se reconoce como ser social activo dentro del proceso escolar. Su eje de interés son cables de luz, instalaciones eléctricas, aire acondicionado, motores, ventiladores, y otros.

Otro momento marcado fueron las

. demostraciones de cariño y afecto por el papá. Cuando queda un día lejos expresa felicidad cuando él llega con pequeños gestos de toques, pequeñas frases como "Papá, yo te extrañaba" o aun, "Papá, yo te amo". El padre viene feliz a contarme las frases y los regalos que está recibiendo.

Durante una de las semanas yo estaba muy afligida debido a dos quistes en su riñón izquierdo, que necesitaban exámenes más complejos. Esos exámenes sabía que serían retadores, porque PG era intolerante al ambiente y también de la gran complejidad e invasión del procedimiento. El examen inicialmente sería sin sedante, pero, por la agitación y desorganización, no fue posible realizarlo. Tardamos algunas semanas más hasta organizar de nuevo el permiso del examen. Cuando terminamos la preparación el Tomógrafo del Hospital estaba roto y otra vez fue necesario esperar algunas semanas. Durante ese período, fue hecha una Constelación para PG en que el tema fueron sus quistes renales. Realizamos el examen con gran dificultad debido a las malas formaciones de las vías aéreas superiores y riesgos existentes. Cuando regresamos a la consulta con el urólogo, los quistes permanecían en el riñón, pero no representaban riesgo a la funcionalidad del sistema urinario, así como patogenicidad (enfermedad) para el riñón. La Constelación de este tema disminuyó el síntoma, eliminando el riesgo de funcionalidad del sistema urinario, que era el pronóstico anterior del doctor.

Debido a la pandemia de Covid-19 los encuentros, que eran presenciales, pasaron a ser a distancia, de manera virtual, involucrando todas las familias. En esos encuentros, visualizaciones fueron trabajadas, entre ellas la resignificación del día de la recepción del diagnóstico, el sentimiento de miedo, desorden y luto. El enfrentamiento de la realidad, la modificación y estructuración de la nueva rutina, la búsqueda del conocimiento sobre el trastorno también fue realizado.

Terminamos los encuentros del proyecto con éxito total y con la seguridad de que las necesidades de las personas con Autismos son muchas, los recursos son pocos y los gastos son grandes.

En ese contexto, la Constelación Familiar trae una manera de terapia para los padres, dejando a los hijos libres en ese momento, pero estos son los grandes beneficiarios del proceso, recibiendo solamente bendiciones. También no deja la responsabilidad del resultado enfocado en la persona que presenta las señales del trastorno, presentándose como un proceso suave y benéfico para toda la dinámica familiar.

En el sistema familiar se instala una nueva postura, basada en las Fuerzas del Amor, con ganancias para todos los miembros participantes y no participantes. En ese proyecto aprendemos herramientas que llevaremos por la vida, para aplicar en los momentos necesarios.

Fueron meses de mucho aprendizaje, vínculos, sorpresas y un gran sentimiento de gratitud. Las ganancias para PG y para nuestra familia son notadas por personas que tienen un convivio más distante y que comentan como estamos más unidos, como estamos más sensibles y como nos comprendemos mejor.

B, madre de RG de 9 años

RG tiene 8 años y su papá y yo somos divorciados. Él vive conmigo en la casa de mis papás y el papá vive en otro país.

RG era un niño agresivo, con selectividad alimenticia muy grande y tenía mucho miedo de probar nuevos alimentos, como salchicha y donas de banana. Era muy dependiente para ir al baño, cepillarse los dientes. Para tomar un baño necesitaba dos personas para ponerlo bajo la ducha.

Cuando íbamos a los parques, él no tenía con quien jugar, entonces empezó a llevar sus juguetes para ofrecer, hacer amigos y jugaran juntos.

Después de la primera Constelación, la abuela dijo que él pasó el día calmo. Con algunos días fue al baño y me llamó, como siempre. Le dije que ahora no podía ir, pues siempre intenté hablarle así para ver si él se limpiaba solo, y funcionó. Desde entonces no necesitó más de ayuda.

Él ahora no tenía miedo de bañarse. En el baño pongo apenas la regadera, pocas veces le ayudo con el shampoo. RG cambió de escuela y se adaptó muy bien; también le gustan los profesores.

Con la comida tuvimos una gran sorpresa. Cuando vio la salchicha pregunto si era buena, quiso probar y le gustó. Después de eso ya probó varios alimentos y tiene mucho menos crisis de ira.

RG nunca tuvo una buena relación con el padre, aun cuando vivían juntos. El padre vino a Brasil a pasar un rato. Hace algunos días le hablé a su papá para que viniera a despedirse antes de viajar y él vino. Una semana después el padre le marcó, platicaron un poco y antes de colgar dijo "yo te amo". En el día del cumpleaños del padre, RG le marcó por primera vez y le dijo ¡Feliz Cumpleaños! Antes, cuando su padre le marcaba, él huía por la casa, se quedaba molesto. Durante el período de las Constelaciones él empezó a presentir que el padre venía y se ponía agitado y peleando solito, sin motivo, más tarde ese comportamiento fue calmándose siendo trasformado en movimientos de encuentro entre padre e hijo. Ahora actúa normal, no está huyendo por la casa.

Hace algunos años él empezó a vestirse con ropas femeninas. Hoy todavía se pone algunas cosas, pero más raramente. Él siempre tuvo miedo de cortarse los cabellos. Era muy difícil. Empezó a dejarse cortar para hacer el diseño de armas en la cabeza, pero la última vez que cortó, después de las Constelaciones, cambió el diseño, aun que juega con armas a diario.

E, madre de MH de 7 años

Soy E, madre de MH, que nació el 9 septiembre 2012 y está vivo! De toda la familia fui la única que participó físicamente del proyecto Constelación y Autismo por seis meses, teniendo su inicio en diciembre 2019 y fue hasta mayo 2020.

MH presenta el cuadro de Trastorno de Espectro de Autismo correspondiente a Síndrome de Asperger, CID F84.5. Nuestra búsqueda por respuestas empezó cuando él tenía cuatro años debido a un pedido de la escuela a la que él iba. No buscamos ayuda antes porque MH tuvo un cuadro de meningitis bacteriana cuando tenía apenas diez meses de edad, entonces creíamos que los retrasos principalmente en el habla y en desarrollo atípico con la lectura eran de corrientes de esto. Después de la búsqueda de profesionales, la neuropsicóloga le diagnosticó atraso de desarrollo global; con la sicóloga fueron las variaciones de atención de concentración y motora, déficit de reciprocidad socioemocional, limitaciones lingüísticas, cambios de humor – reacciones disfuncionales, llanto, grito, contracción muscular; la fonoaudióloga dio un parecer de "disturbio de lenguaje oral asociado al retraso del desarrollo"; con el neuropediatra, después de un examen de resonancia magnética del encéfalo, fue observado un defecto de migración neuronal, manifestándose con dislalia y déficit de atención; y por último, pero no menos importante, a los seis años de edad fue diagnosticado por otro neurólogo con Autismo. Sé que me extendí en ese párrafo, pero creo indispensables los pareceres médicos para tener parámetros para las mejoras que voy a describir.

Después de las Constelaciones, MH presentó las siguientes mejoras:

- La primera cosa que percibí como mejora em MH fue la mirada. Antes de la primer Constelación él miraba, pero no veía. Parecía que no tenía brillo ni expresión. Eso cambió totalmente, él está presente con la mirada y físicamente. Con esta maravillosa ganancia podría parar por aquí que ya sería una conquista increíble;

- MH paró de decir que lo estaban excluyendo las personas. Cuando él era contrariado o cuando llegaba de visita a alguna casa, el lloraba y decía que quería excluir a todos;

- El llanto era otro factor que incomodaba mucho, él hacía eso por cinco o seis horas seguidas. Si fuera en la noche, iba a dormir llorando, y cuando despertaba recordaba y a veces seguía. Ahora tenemos llanto normal de niño;

- Empezó a observar a las personas y dejó de fijarse sólo en los objetos.

Ejemplo: D Decía que su abuela era blanca y el abuelo, por estar asoleado era rosado;

- Empezó a sentir pena, por quedar rojo. Por ejemplo: él estaba vendo una caricatura y yo empecé a cantar una musiquita para él referente a la caricatura, en la cual uno de los bichitos estaba vestido de Hombre-Araña, y él sintió mucha pena y pedía que yo parara;

- Mejoró las figuras humanas de los dibujos hechos por él y su coordinación motora. Ahora consigue dibujar en línea recta y empezó a gustarle la pintura Está respetando las líneas de trazado, lo que antes era raro:

- Escuela: el primer día del regreso a clases fue super bueno. Cuando fui a recogerlo al final del periodo, estaba tranquilo. Tuve muchos problemas en el año anterior con el llanto. Todas las veces que llegaba a recogerlo estaba desesperado, llorando mucho. En el poco tiempo que tuvo contacto con la escuela ese año, la maestra me dijo que él no rayaba su material y no le había dado ninguna vez dibujos mientras sus colegas terminaban la actividad. En el año anterior, él rayaba todas las márgenes del material con juegos y con dibujos relacionados al hiperfoco;

- Cuando terminaron las clases por causa de la pandemia, estoy con sus cuadernos en casa. Están en un lugar extremadamente accesible y él no los agarra para rayar. Tuve una buena sorpresa enseñándole en casa y haciendo las actividades. MH se consigue concentrar y contesta muy bien a las preguntas propuestas en su cuaderno, sin dificultad. En el año anterior él no tenía muchas ganas y lloraba para hacer las tareas de la escuela. Detalle: en otros años era poquísima cosa para hacer y ahora, debido a mi carga de trabajo, solo conseguimos sentarnos a hacer las tareas escolares en fin de semana, entonces se acumula mucha tarea;

- Ahora él se sienta en el sofá y se relaja, ve caricaturas, se ríe, interactúa, cuenta sobre lo que está pasando en los episodios de sus programas favoritos. Él nunca estaba quieto, estaba siempre "palomeando" por la casa, nunca se sentaba;

- Él tenía una costumbre de estar siempre con un pañal de tela que usaba por comodidad. Estaba todo el tiempo con el pañal colgado en el hombro, en el brazo o en las manos. Él lo dejó por propia iniciativa diciendo que ya estaba grande para usarlo.

- Otra cosa que me molestaba mucho era el hecho de que se molestaba con cualquier cosa que me ponía en mi pelo, un broche o una cola de caballo. Empezaba a gritar para que me lo quitara, y después de los cuatro años, cuando empezó a frecuentar la escuela, eso se extendió para el pelo de las profesoras. También se acabó;

- Consigue interactuar en los juegos. Debido a la pandemia no tengo termómetro con muchos niños, pero él juega toda semana con su prima, a quien nombró su mejor amiga. Él está logrando jugar a las escondidillas, con la pelota, dibujar y no se queda más solo en el mismo ambiente como antes, interactúa y le echa ganas para jugar correctamente;

- Otra cosa que mejoró mucho, fue la parte de los comandos. Antes, yo necesitaba darle los comandos. Antes, yo necesitaba darle el comando cuando él llegaba cerca del objeto para agarrarlo, por ejemplo, yo necesitaba repetir el comando porque en la mitad del camino él se olvidaba lo que iba a hacer. Ahora le digo una vez y él lo hace;

- Él consigue expresar sus antojos y gustos y pasó para la fase de los ¿por qués?

- Empezó a tener sensibilidad al frío o al calor corporal. El año pasado yo exageraba con su ropa en los días fríos y él no se las quitaba, o a veces lo enviaba con ropa corta para la escuela y él no me pedía ponerle una chamarra que estaba en la mochila. Ahora, él habla cuando está con calor y se quita la blusa o que está con frío. Otra cosa muy buena, es que él pone un pie en el água de la regadera para probar la temperatura. Antes, entraba derecho y no reclamaba si estaba fría o caliente;

- Tomó el perro para él. Tenemos un perro que ya tiene 14 años y una gata con 7 años. Él nunca les hizo caso a los animales, le daba igual si estaban o no. Ahora él dice que el perro es de él y la gata es mía. Escuchen: el otro día compré una casita para la gata y él se molestó porque no le compré una para su perro. ¡Entonces, tuve que comprar una casa nueva para su perro también! Resultado, ahora compro todo de a dos;

- Referente a los animales y a las personas, percibí que él empezó a sentir compasión con los dolores del prójimo. Ejemplo: cuanto estoy con dolor, él me viene a preguntar si ya pasó, me dice que me va a hacer un masaje para mejorar y me pregunta si ya tomé la medicina. Tuve que llevar la gata al veterinario, pues estaba con otitis. Él estuvo preguntando si Lola estaba mejor;

- Debido a la pandemia, su padre está en *home office* y pasa todo el tiempo en casa, lo que favorece mucho a la conexión entre ellos. Misma que a veces hay conflicto, a él le gusta mucho su presencia. En un determinado momento, el padre tenía que salir y él le pidió que quedara trabajando en casa;

- En una de las últimas Constelaciones hicimos un renacimiento sistémico y algunos días después, él me pregunto sobre los hermanos. Yo nunca había tocado este asunto, pues creía que él era muy joven para comprenderlo. Tuve tres abortos espontáneos y era muy doloroso tocar en este asunto. Entonces tuve la oportunidad de explicarle que él tenía tres hermanos en el cielo y él era el cuarto. La reacción fue mejor de lo que yo esperaba, él quedó muy feliz por tener hermanos, aunque no los tuvimos aquí, y me preguntó qué edad tenían. Hicimos el cuadro de la familia y él dibujó a los hermanos en el cuadro. Después de algunos días, toqué el asunto y él dijo que tenía hermanos, pero que ellos estaban muertos;

- La ecolalia prácticamente desapareció, incluso él está usando palabras de su vocabulario propio. Ejemplo: desclarescer/anochecer o desperdí/encontré. Lo estoy encontrando padrísimo porque es espontáneo. A pesar de todavía repetir ciertas frases de personajes de caricaturas, ahora no lo hace todo el tiempo como antes de la Constelación. Antes la pregunta tenía que ser muy objetiva para que la respuesta fuera buena, si no era de personaje y todo fuera de contexto;

- Otra cosa que vale mucho la pena destacar es que al sentarse para las comidas. Antes él se quedaba todo el tiempo paseando por la casa y comiendo muy poco, y tardaba alrededor de cuarenta y cinco minutos por comida. Ahora está mucho mejor, come sentado y más cantidad de alimento, y lleva más o menos el mismo tiempo que yo.

Algunas cosas todavía no cambiaron, como:

- El hiperfoco sigue el mismo, pero no trae pérdidas, por ser sobre tecnologías de celulares, tabletas, computadoras y juegos;
- La selección de los alimentos continúa, pero mejoró mucho la cantidad de las porciones, pues antes él comía muy poco;
- El inmediatismo también permanece, él quiere todo en el próximo segundo. A veces lo confundimos con ansiedad, pero no es.
- La cuestión de la obsesión por el control de los horarios también permanece;

Me gustaría terminar este testimonio con algunas consideraciones importantes: MH no usa medicamento usualmente prescrito por doctores para control emocional o para la atención, y en el tiempo que tardó el proyecto de Constelación no hice uso ni de la medicación homeopática. Solo seguí con los suplementos de vitaminas que él toma hace algún tiempo debido a selección de los alimentos.

Con respecto específico de la Constelación, voy a dejar claro que mi hijo no participó de ninguna de las secciones, solamente yo con el grupo de padres. Algo muy importante que debo relatar es que la mayor parte del tiempo en que el proyecto duró, MH, o estaba de vacaciones de las terapias y escuela o estaba en casa por la pandemia, entonces, vean que, independientemente de todo, su crecimiento fue enorme.

Algo muy importante que me gustaría comentar para las personas que van a venir a hacer Constelaciones es que repitan las frases propuestas hasta que entren en el corazón. Eso es de vital importancia en la mejoría de sus seres queridos. Yo, como cristiana, a veces modifico un poco las frases para poner mi fe como coadyuvante y resulta muy cierto. En caso de que usted tenga insomnio como yo, repita en la madrugada, en el baño, haciendo actividades comunes. Vamos a incluir a esas personas que deben ser vistas y recordadas con amor. El arma ya la tenemos, solo falta que la usemos con propósito.

Concluyendo, voy a relatar que antes de la Constelación yo tenía mucha dificultad en ver una luz al final del túnel, y me quedaba mucho tiempo pensando y estudiando todo sobre Autismo. Ahora mi enfoque es mi hijo, quiero su calidad de vida. La Constelación fue un divisor de aguas para mí, una salida de la caverna de Platón. Cambié el enfoque. Todavía veo cosas sobre el espectro, pero ahora de una forma más sana. El proceso no fue fácil, asumir los equívocos y bajar del trono es doloroso, pero fue gratificante ver a cada día el crecimiento de MH:

Sin juzgar, más me gustaría decir que no soy madre de autista y sí madre de MH. Cómo Michelangelo dijo, al esculpir a David, que solo removió del mármol aquello que no era David, creo que faltaba eso para mí, remover lo que no era MH.

Agradezco la paciencia y la dedicación de Arlete, creadora del proyecto, el cariño de Ana Cris, el desapego de Richard y el enorme trabajo de Lídio. ¡Ustedes son sensacionales! Agradezco mucho a Dios por haberlos conocido. Entré en el proyecto sin saber lo que era Constelación y sin perspectiva alguna. Ustedes cambiaron mi vida, ¡gracias!

Agradezco también al grupo de padres y familiares del proyecto. Juntos siempre seremos más fuertes. ¡Deseo mucha vida a todos!

I, madre de E de 7 años

Mi nombre es I y mi hijo se llama E. él era un niño muy inquieto, nervioso. No era sociable. Llegaba en un local público y ya quería regresar a casa. No podía escuchar un ruido se ponía las manos en los oídos y gritaba que debían parar.

Él dormía muy poco, me llamaba toda

la noche. Su doctor empezó con un medicamento para ver si él dormía tranquilo. Al principio resultó bueno, más con el pasar del tiempo regresó todo. Yo me estaba quedando enferma por no saber que hacer. En la escuela, cuando era contrariado, se tiraba al piso, gritaba y tenía que salir de la sala unas dos o tres veces al día. Todos los días tener que mandarlo a la escuela era una pesadilla.

Fue cuando recibí una invitación para participar de una Constelación Familiar. En este momento tuve dudas y dije que lo pensaría, porque eran muchas dudas, nunca había oído hablar de Constelación Familiar. Después de dos días resolví inscribirme. Pensé: si es para hacer bien a mi hijo, ¿por qué no intentarlo? Fui con muchas dudas y curiosidades. No sabía yo, que todo eso cambiaría la vida de mi hijo y la vida de mi familia.

Mi hijo hoy es muy diferente de lo que era antes, parece ser otro niño. Después de la Constelación Familiar, él empezó a dormir mejor, y con el pasar del tiempo, por opción mía, suspendí la medicación y él siguió durmiendo maravillosamente bien. Interactúa bien con otros niños que no son de su convivio.

Mejoró mucho en la escuela, ahora se consigue concentrar y se queda cuatro horas seguidas, sin necesitar salir del aula. Empezó hasta a dibujar, y era imposible lograr que él hiciera cualquier dibujo. Hoy él hasta busca recetas que le gustan, las escribe en su cuaderno y pide que le ayude a hacerlo. Es muy gratificante verlo feliz, interactuando.

Yo antes tenía miedo de no saber actuar. Percibo que hoy logro tratar mejor con cada situación sin entrar en pánico. Todo lo que aprendí mejoró el convivio con la familia y, principalmente, con mi hijo autista. Deseo de corazón que todas las familias tengan acceso a la Constelación Familiar para aprender a vivir mejor, comprender mejor y saber actuar en cada situación. Solo tengo gratitud a todo y a todos los que hicieron parte de este cambio. ¡Muchas gracias!

C, madre de LO de 6 años

Me llamo C, mi hijo LO tiene TEA y fue diagnosticado a los 2 años de edad.

Desde entonces fueron diversos desafíos en ese universo intrigante de Autismo. En diciembre 2019 fuimos presentados a ese proyecto innovador y juntamente con mi papá, decidí encarar esa jornada. No teníamos idea de la amplitud de ese proyecto y de cuanto transformador sería en nuestras vidas.

No sabíamos de cierto en que aguas estábamos navegando, más luego en el primer encuentro percibimos la profundidad de los cambios que estaban por venir. Nos quedamos impresionados con la forma como el proyecto alcanzó nuestras vidas.

El primer paso fue una transformación interna, donde entendimos que el cambio que tanto anhelamos en nuestros hijos en verdad tiene raíces profundas en nuestro clan familiar, y que "mirando" cada uno y dando su lugar a la matriz familiar, los progresos son incontables.

En mi caso específico, las mejoras de mi hijo se conectaron a la aceptación de su padre como "parte". El proyecto me proporcionó "herramientas" por medio de prácticas específicas que, ligadas a la disciplina diaria, me trajeron progresos incontables.

Lo pasó a verme como "madre" y se conectó más con el mundo a nuestro alrededor. Cuando él iba a la escuela, se quedaba unos cinco minutos en desesperación, era retirado del aula y lo llevaban a un auditorio. Después de la Constelación se quedó en el aula cuarenta minutos sin desesperarse. Está mucho más concentrado. Él se mira al espejo y se reconoce. Él nos mira a los ojos y atiende cuando lo llaman.

El proceso de quitarle los pañales está aconteciendo. Ahora él sale para hacer pis junto con sus colegas. También es mucho más sociable, merienda con sus compañeros, juega a la rueda y en la hora que "lo dejan en casa", se baja solo, cosa que no hacía.

El sueño mejoró mil por ciento y las crisis de llanto ya casi no existen. Él obedece comandos, los TOCs disminuyeron y le logramos quitar el hiperfoco de algunas situaciones que eran totalmente estresantes.

Antes del proyecto yo ya poseía familiaridad con el auto conocimiento, pero tenía dificultad en organizar y entender las lecciones que se manifiestan todo el tiempo en nuestra vida. El punto alto del proyecto es esa posibilidad de reconocer todo lo bueno que pasa a nuestro alrededor. Es la frase "la vida es como es, y todo y todos son como son" tiene un poder increíble de transformación en nuestro día a día. Yo veo los cambios que pasan, disfruto de los progresos alcanzados. La Constelación permitió el enfrentamiento de cuestiones que día con día nos causan impacto y no percibíamos. Seguramente ese proyecto "nos abrió los ojos".

Gracias por tantas enseñanzas y por esa oportunidad de echarnos un clavado en el universo maravilloso del amor.

J y M, padres de T de 5 años

Después del diagnóstico de T, siempre buscamos estudiar y aprender sobre Autismo, y echamos un clavado en ese mundo de terapias y alternativas para que él no tuviera grandes dificultades. Durante dos años y medio – ahora casi tres de diagnóstico - él progresó mucho. Mediante una conocida surgió un nuevo tema, Constelación Familiar y Autismo.

En el primer encuentro salimos medio callados, todo era muy nuevo. En verdad no sabíamos para donde estábamos yendo. Luego vino el segundo encuentro y todo se explicó. Nosotros cargamos la historia de nuestros padres. Y en ese momento me encanté. J siempre fue muy presente en todos los momentos de la vida de T, mucho, de vedad. Yo creía que el enlace de ellos era más fuerte. Pero, inconscientemente, cargando mi historia, yo necesitaba ser MÁS que el padre. La Constelación me hizo ver eso. El día 22 de diciembre fue el cumpleaños de T. Ese día él ya se mostraba más amoroso, más participativo.

Para ejemplificar como T está mejor, cuando él fue a la escuela por primera vez, salimos derrotados de ahí. Él se quedó agarrado a nuestro cuello, no nos soltaba. Después de las Constelaciones, cuando regreso a la escuela en inicio de año, esperábamos que tuviera la misma reacción. Pero no, dijo adiós, se volteó y entró en el aula. ¡Nosotros no lo creíamos!

Hoy T es un niño más comunicativo, amoroso, participativo, empático - antes él no lograba ponerse en el lugar del otro en ningún momento. El enlace con el padre es MARAVILLOSO. Él se da cuenta de nuestra ausencia. Que antes no le hacía sentido. Sé que T es 50% de su madre y 50% de su padre, y eso no es doloroso.

En este momento de cuarentena,

en que creímos que quizás hubiera algunas regresiones en su comportamiento, no pasó. Por el contrario, la comunicación y la interacción social (que siempre fueron las mayores dificultades de T) tuvieron una evolución magnífica.

El proyecto cambió a nuestra familia. Nos acercó mucho. Fortaleció nuestros lazos de amor. Nos hizo entender y ser agradecidos. Sí, a la vida de la manera que es. Lo que puedo cambio, lo que no es mío yo no lo debo cargar. Gratitud ¡SÍ! Y cómo T dice: di un show en el autismo. Y de hecho el show ocurre todos los días.

Agradecemos a Arlete, Lídio, Ana Cris y Richard por entregarse a este proyecto de AMA que tan bien nos acogió.

¡GRATITUD!

Con amor, J y M

A y V, padres de B de 4 años

Somos padres de un hijo con edad de 4 años y 10 meses, con diagnóstico de TEA.

Las primeras percepciones fueron todavía de bebé. Los puntos que observamos fueron de poco apoyo en el contacto visual; la baja aceptación de afectividad (no le gustaban los abrazos, besos, quedarse en los brazos) bastante irritabilidad, los cambios de ambiente alteraban su comportamiento, los ruidos le causaban malestar; tenía atraso en la comunicación verbal, apenas señalaba lo que deseaba, jalaba para informar lo que quería y no manifestaba el balbucear característico, siendo este punto preponderante para buscar ayuda de profesionales de la salud.

Conforme crecía, algunas sensibilidades empezaron a presentarse como barreras, como, por ejemplo: temperatura caliente o fría, corte de cabello, baño en la regadera, pisar en superficies diferentes descalzo.

A los dos años de edad tuvimos el diagnóstico de TEA. A partir de ese momento, buscamos terapias para el desarrollo neurológico, psicosocial, psicomotor, fonoaudiología. Cada conquista alcanzada era objeto de mucha celebración.

En 2018, tuvimos la oportunidad de tener una ponencia sobre Constelación Familiar. Asunto del que no habíamos oído hablar. El primer contacto con la Constelación nos dejó con algunas inquietudes de ser contestadas.

Por contactos, llegamos a obtener más aclaraciones sobre el asunto. Entonces, por obra del destino, fuimos invitados a participar a ese proyecto maravilloso, que está de vanguardia y visto para alcanzar grandes vuelos.

Iniciamos el proyecto en 21 de diciembre 2019. Después de 30 días sentimos cambios en nuestro hijo: redujo la sensibilidad, empezó a ser más sociable, despertando a la vida con una mirada más accesible.

Después del segundo encuentro los cambios fueron en el área de la sensibilidad al baño, pues no le gustaba lavarse la cabeza y todavía estaba en la bañera. Con mucho cuidado, conseguimos que el baño fuera más agradable, y lavar su cabeza sin gritos.

Nos sorprendió, cierto día cuando él mismo nos llamó para tomar su baño. Algo hasta entonces surreal y que solamente el hermano más grande hacía. En ese período, recibimos en el convivio familiar un perro. La camaradería estaba hecha, uno aprendiendo con el otro.

Otra barrera en la que tuvimos mejoría fue en el corte de cabello. Los gritos redujeron significativamente. Una vez, pusimos al hermano más grande al lado a cortarse el pelo. Esto sirvió de espejo y facilitó el trabajo del peluquero.

Estamos avanzando con las terapias y las evoluciones son visibles. El proyecto de las Constelaciones nos viene a mostrar que las conexiones tienen muchas influencias en nuestro día a día, en nuestros comportamientos, nuestras actitudes, y cuantas más oportunidades tenemos de entender las leyes del Universo, más ligera queda la caminata.

A, madre de MG de 2 años

Cuando MG nació fue la alegría de todos, pues somos una familia grande, con cuatro hermanos. Yo tenía tres sobrinos en el mismo rango de edad. MG vino para cerrar dos duplas, una de niñas y una de niños. Muy esperado por todos, él llegó un poco antes del tiempo, apresurado, el parto normal fue muy rápido. El papá D no tuvo tiempo de entrar en la sala de parto para ver a MG salir. El embarazo fue complicado, pues yo estaba a cargo de una dirección en mi trabajo, con mucho estrés y sin horario para nada. Desarrollé una disfunción de tiroides que me provocó tomar medicamento todo el embarazo. En fin,

MG nació antes del tiempo, prematuro y con bajo peso.

Hasta los ocho meses de edad sufrimos con el bajo peso, la intolerancia a la lactosa y la bronquitis, decurrente de pulmón débil. Fueron tres internamientos y mucho antibiótico para tratar las infecciones intestinales y la bronquitis. Tubo un desmayo muy temprano, por el sexto mes, cuando iba para la guardería. Durante el día, lloraba pocas veces, casi no se percibía que había un niño en casa, jugaba con sus manos en la mecedora mientras yo hacía las tareas de la casa.

Por la noche empezaba nuestro martirio. MG intercalaba llantos desesperados con llanto de cansancio físico, como si ni él mismo aguantara aquella situación. Yo pasaba las noches desvelada, meciéndolo, intentando que se calmara. Era en vano, como si algo en el ambiente lo estuviera molestando. En los primeros meses, yo creía que eran cólicos de los tres meses, como decían los antiguos. Mas aquel "cólico" no pasaba.

Cuando MG cumplió un año y ocho meses, yo me aparté del trabajo, no me daba cuenta, el cansancio físico y mental eran demasiado para mí. Por suerte mi esposo, padre de MG, tenía mucha paciencia y era solidario con la situación, pues él también pasaba muchas noches en claro conmigo, mientras yo lloraba junto con MG, sin saber que hacer.

Hasta entonces, no imaginaba lo que había detrás de todo aquello. Fue cuando me quedé en casa con él que percibí que MG era distinto. Tenía muchos comportamientos que no eran "normales". Aquello empezó a molestarme, pues mi experiencia junto a AMA me hacía ver en MG lo que vía en los niños atendidos por la institución que frecuentaba.

¿Será? Creo que no, ¿verdad? Debe ser cosa de mi cabeza, pensaba conmigo misma.

Entonces su habla se retrasó. Con un año y diez meses, MG tenía un vocabulario estricto a unas diez palabras apenas, y muchas que él aprendía, se le olvidaban.

Repetía la frase "papá, mamá, bebé" para todo, señalaba las cosas y usaba esta misma frase. Decidí entonces, llevarlo a la fonoaudióloga. Llenamos algunos formatos con preguntas y allí empezó mi saga con profesionales y más profesionales. Al final, recibimos el diagnóstico CID F84, Trastorno Global de Desarrollo o simplemente Autismo.

En aquel mismo día empezaba el Proyecto Constelación Familiar y Autismo, de la Ausencia a la Presencia. Un proyecto pionero que cambió nuestra vida y de todas las familias que participaron. Fueron seis encuentros, siendo tres presenciales y tres a distancia, debido al aislamiento social obligatorio que trajo el Coronavirus.

En aquel día participé en el encuentro con poca expectativa de resultado, pues no sabía bien de que se trataba, no había investigado nada sobre el asunto, aun que había oído hablar del proyecto y del testimonio de algunos miembros que habían pasado por la experiencia. Al contestar las preguntas iniciales del cuestionario, empecé a pensar lo que podría cambiar en nuestra rutina diaria después de la participación en el proyecto. Y créanme... mis expectativas fueron superadas.

Ya en la primera Constelación el síntoma que se me vino a la cabeza de inmediato, fue aquello que me gustaría cambiar, o mejorar, en MG, seguramente era su calidad de sueño. MG vivía un terror nocturno constante, no había una noche siquiera que pudiéramos decir que descansábamos. Él dormía cerca de dos horas aproximadamente, en aquel sueño profundo, entre media noche y dos de la mañana. Después, rodaba en la cama como un puntero de reloj, lloraba durmiendo, balbuceaba palabras que no comprendíamos, me llamaba todo el tiempo, me daba una desesperación constante. La cuna de MG estaba al lado de nuestra cama, pero de ninguna manera conseguía ponerlo en la cuna, era como si hubiera algo que le pelliscara. Cuando yo intentaba ponerlo en la cuna, él se agarraba de mi tan fuerte que eso me molestaba. Algunas noches, él lloraba tanto que llegaba a provocarle vómitos. Era muy perturbador como madre ver a mi hijo sufrir de aquella manera.

Nunca usamos ningún tipo de medicamento, porque no había indicación médica para eso. Y él ya usaba muchos medicamentos para el problema respiratorio que se le desarrolló en asma crónica. Yo usaba tés caseros, lo dejaba quedarse despierto hasta más tarde, intentaba crear una rutina para que se cansara y lograra dormir un poco más de tiempo.

Al pasar por la Constelación, pude

ver una situación que había ocurrido conmigo durante el embarazo y que yo misma no había percibido, pero que estaba presente en la vida de MG, pues él había pasado por aquello junto conmigo, todavía en mi panza, y él lo veía, yo no. Al comprender la situación, aceptar y dar el lugar en nuestras vidas, conseguí liberar a MG de eso, y él quedó libre para dormir mejor. Y no fue solo el sueño que mejoró, hoy él duerme solo en su cuna, hasta me llama y llama al padre para venir a la cama a dormir, lo que jamás había pasado.

Después de pasar por todas las etapas del proyecto, puedo decir que nuestra rutina diaria con MG cambió significativamente. Además del sueño, muchas otras conquistas llegaron, como el convivio con los primos para jugar, el afecto con el padre que antes no existía; la selectividad alimentaria disminuyó; la disminución de estereotipos como girar, saltar y correr de un rincón a otro de la casa .En fin, son muchos los síntomas que pudimos percibir que disminuyeron o que mejoraron durante el proyecto. Claro que es importante resaltar que la Constelación Familiar es una práctica de vida, que debe ser mantenida diariamente, con actitudes y palabras.

Hoy mantengo en nuestra recámara un mural donde dejo expuestas las frases de cura que vivencié durante el proyecto y que repito diariamente, casi cómo una filosofía de vida. y percibo que cuanto estoy mucho tiempo sin reverenciar a mis ancestros, aquellos que vinieron antes de mí a mi clan y en el clan de mi marido, algunos síntomas regresan... entonces voy a recordar lo vivido, practicar la pertenencia y la gratitud.

Por cierto, gratitud es la palabra cierta para cerrar mi testimonio. Gratitud al Universo y a todo que el Campo movió para que este proyecto pudiera acontecer. Nada es por casualidad, creo que existe una fuerza más grande que todos nosotros, un Dios que nos mueve en el camino que debemos seguir. Gratitud a Arlete, a AMA y a todas las personas que hicieron que este proyecto pudiera ser ejecutado y, antes de todo, que yo pudiera participar. ¡Gracias! ¡Yo digo sí a la vida! ¡Yo elijo la vida!

Richard Roberge Fonoaudiólogo
especialista en Autismo,
actúa en APAE de Siderópolis - SC

Cuando en mayo 2019, invité a una

colega fonoaudióloga para dar una ponencia en nuestra escuela, en la semana de prevención a las deficiencias intelectuales y múltiples, no había oído hablar de la Constelación Familiar. Ese día ella dio un resumen sobre Constelaciones y eso ha sido todo.

Pero, el destino quiso que algunos meses después, nosotros nos desnudáramos en Florianópolis y tuvimos una larga platica, parados en la banqueta. Le reporté mis angustias en cuanto al trabajo desarrollado en APAE con personas con TEA y que yo estaba en búsqueda de algún diferencial para ayudar a esos niños y sus familias.

Entonces, ella me dijo: "¿Usted se acuerda de Arlete, que estudió con nosotros en la universidad? ¿recuerda que hablé sobre la Constelación

Familiar? Ella está usando la Constelación en Autismo. Voy a enviarle su número. Así ustedes platican y quizás ella le dé algunas recomendaciones."

Al día siguiente, recibo un mensaje y, para mi sorpresa, era Arlete. Ella me contó sobre su proyecto y sobre los beneficios de la Constelación Familiar. Después de que nos graduamos en la universidad, pasaron 21 años sin tener contacto, y en esa plática, ella me invitó a participar y ayudar a evaluar la posible evolución del lenguaje de los participantes del proyecto. En ese primer momento temí, pues serian seis encuentros en una ciudad distante, y para participar en un proyecto que parecía extraño a lo que yo conocía.

El día 20 diciembre de 2019, conduje seis horas de carretera con mucha lluvia para intentar entender todo lo que Arlete me platicó sobre los beneficios que la Constelación Familiar podría traer.

Al siguiente día nos reunimos con los participantes del proyecto, padres y abuelos de niños y jóvenes con TEA. Por los reportes pude tener una fotografía de cada una de las familias y sus dolores en relación al espectro. Fue aplicada una encuesta direccionada al lenguaje para poder medir el posible desarrollo, una vez que esa encuesta fuera aplicada dos veces durante el proyecto.

En ese primer encuentro fueron realizados ejercicios de Constelación con todos los participantes, y confieso que me quedé boquiabierto en relación a la dinámica del proceso, después de todo solo había escuchado reportes do que se trataba la Constelación. Terminé ese día y mi primer contacto con la Constelación extremamente exhausto, sin fuerzas hasta para hablar. Ese día fue una experiencia única.

Pues bien, nos encontraríamos en 30 días y durante ese periodo fue solicitado que los padres reportaran en el grupo creado en una aplicación todos los cambios positivos y negativos de sus hijos. Los reportes eran casi en su totalidad positivos, tanto en comportamiento, aumento de vocabulario, nuevas expresiones orales y gestuales, cambios en la alimentación, tanto en el rechazo y en cuanto en la selectividad, afectividad, entre otros. Eso en el receso de las escuelas, periodo en teoría en que estaban con menor estímulo.

En el segundo encuentro, el relato de los padres sobre el cambio de comportamiento global de los niños del grupo me dejó extasiado como fonoaudiólogo, que pasa por diversas sesiones de terapia para obtener resultados que están más allá de los que fueron alcanzados en 30 días con una única Constelación. Los padres mostraron en fotos, audios, dibujos y otras producciones, el cambio que los niños presentaron en el periodo. También en ese segundo encuentro tuve la oportunidad de conocer mejor a los padres, y desarrollar una empatía más grande por el grupo.

La nueva aplicación de las encuestas para tener la realidad del desarrollo del lenguaje de esos niños se dio en el tercer encuentro presencial, donde una de las cosas que me llamó mucho la atención fue la postura de los padres, los rostros más relajados, más sonrientes. Se desvaneció la postura de víctima y surgió el(la) vencedor(a), nuevas miradas sobre el lidiar con el espectro.

Vi y sentí que los encuentros y las Constelaciones fueron un divisor de aguas de manera de ver la vida, sus desafíos, labores y sinsabores. La Constelación generó más que una "simple" mejora en el desarrollo de esos niños; ella ayudó en el crecimiento familiar y personal de cada uno de los involucrados en el proyecto. Desafortunadamente los demás encuentros y aplicación de las encuestas fueron realizados por videoconferencia debido a la pandemia que enfrentamos, privándonos temporariamente del encuentro con las familias de los niños.

Después de esa experiencia con la Constelación y sus aplicaciones en el proceso de desarrollo de los individuos dentro del espectro autista, puedo afirmar que tenemos una inmensa luz en el final del túnel. Mis angustias en cuanto a las dificultades encontradas de acuerdo con la fonoaudiológica con los autistas y sus familias armonizaron casi en su totalidad.

!Sí, sí para la vida como ella es!!

Ahora, un regalo para contribuir en el entendimiento de la vida, calmar el corazón y traernos a la presencia.

El himno a la vida

SÍ a todo como es y a todos como son.

Gracias a todo como es
y a todos como son.

Agradezco mi vida como es,
me permito ser como soy,

Agradezco la abundancia que me rodea,

Tomo todo lo que me llega como una
oportunidad para más amor,

Me rindo ante lo que no entiendo.

Quiero a cada uno como es,

Incluso a los que me dan miedo,
rabia o repulsión.

En los que me han hecho daño,
me reconozco a mí mismo.

El daño que yo he hecho,
lo asumo y lo reparo.

Respeto la primacía de
los que están antes que yo,
me inclino ante mis mayores.

Honro el universo, la naturaleza,
planta o animal.

Desde mi lugar, ni más, ni menos,

Me entrego a los posteriores,
a los nuevos,
me entrego a la prioridad de lo nuevo.

Empujado por el agradecimiento
incondicional a mis padres
y a mi entorno,

Devuelvo lo recibido con
el servicio a los demás.

Consciente de mi imperfección,

de mi grandeza y de mi responsabilidad,

Aquí, ahora,

Asumo mi vida y me entrego al amor.

Elijo la alegría

Brigitte Champetier de Ribes
El himno a la vida,
en el libro "Empezar a Constelar"

Agradecimientos

A mis ancestros, empezando por los más próximos a los más distantes, que viven en mí. Gracias madre por permitirme seguir en tu vientre a pesar de todo tu destino difícil. Gracias por cuidar de mí de la mejor manera que pudiste. Hoy yo reconozco que tú eres la mejor madre que podría tener. Este libro también es tu nieto, pues es crianza mía y es en homenaje y a todas las mujeres que llegaron antes.

Padre, si no fuera por ti, yo habría sido cambiada en la maternidad. Gracias por estar allá para recibirme y reconocerme como tu hija. Como dice Hellinger, "la madre trae a la vida y el padre lleva a la vida". Así fue, mi madre me trajo y tú me tomaste y me llevaste a la vida desde los primeros momentos en este mundo. Muchas gracias, Tú también fuiste el mejor padre que yo podría tener, protegiéndome desde los primeros minutos de vida, me mantuve en el clan diciendo "Tú eres mía, pues eres negrita". Esa fue tu manera amorosa de inclusión. Este libro también es un homenaje y en homenaje a todos los que vinieron antes y abrieron caminos para mí, así la vida empezó más ligera. ¡Gracias! ¡Gracias! ¡Gracias

A Bert Hellinger y
Brigitte Champetier de Ribes

Querido Bert Hellinger, le fui presentada en 2004. Estoy agradecida con Trisha que me presentó con usted. Mi profunda gratitud a usted. Honro su destino. Sus enseñanzas me permitieron quedar en la vida, que me fue regalada por mis padres. Y ahora puedo pasar esa enseñanza para adelante. ¡Muchas gracias!

Brigitte, en septiembre 2018, le conocí en Sao Paulo y desde entonces siempre que puedo estoy sorbiendo de sus enseñanzas. Mi vida cambió mucho, quedé más autónoma, más agradecida y más humilde. Usted me dio oportunidad de conectar con lo mejor de mí. Entendí que yo necesitaba estar lista para abrir mano de muchas creencias y papeles. Aquí estoy para le agradecer y honrar su vida, pues su presencia en mi vida me enseñó a tomar la vida que me fue regalada por mis padres y seguir. Yo reconocía la teoría, más me faltaba el tomar, como dice Hellinger. Con usted conseguí comprender y realizar el tomar de mis padres. ¡Muchas gracias!

Mi gratitud a todos los teóricos de

base de las Constelaciones que subvencionaron los pensamiento de Bert Hellinger y los demás consteladores y profesores que también hicieron parte de mi formación.

A los padres, madres, cuidadores y demás familiares

Este libro solo existe porque existen padres con hijos con Trastorno de Espectro de Autismo. El proyecto *De la Ausencia a la Presencia* solo fue posible porque diez familias iniciaron y concluyeron el proyecto. Ellas fueron las semillas, y mi equipo y yo fuimos la tierra. Todo ya estaba en ustedes, pues trabajamos al servicio de sus ancestros. Apenas ofrecemos a las condiciones ambientales para que lo mejor de ustedes pudiera despertar. Confieso que el que brotó me sorprendió mucho más de lo que yo imaginaba. Eso es mérito de empeño, disponibilidad, valor y humildad en reconocer lo que es esencial para liberar a los hijos que estuvieron "parpadeando con sus síntomas". Ustedes brotaron para la mirada y el hacer sistémico y, como dice Bert Hellinger, "la buena solución no es individual, ella es buena para todos". Este libro solo existe pues ustedes brotaron y cada día están más vigorosos, y ahora es hora de compartir la experiencia para que, como buena semilla, siga dando frutos y oportunidad a más y más padres y familias despertarán sus semillas para el saber y el hacer sistémico, así más familias podrán beneficiarse del fluir de la vida y estar en la vida con más ligereza.

A las madres, en especial

A las madres, esas que traen a los

hijos a la vida y muchas veces quedan con la tarea de cargar ese hijo para la vida. Sí, porque los padres son, en la mayoría de las veces ausentes. El objetivo principal de este trabajo es rescatar e incluir a ese padre, para que la madre pueda ser apenas madre y que el padre pueda ser padre. Pues la madre siendo madre y padre, está sobre cargada y fuera del lugar sistémico. Esa ausencia del padre nos cuenta de mucho amor con dolor (amor ciego) y la búsqueda del amor con fluidez, alegría con ligereza (amor que ilumina) y que es la base de este trabajo. Como dice Hellinger, "transformar amor ciego en amor que ilumina". A ustedes madres, mi honra al destino de cada una, pues la llave está en sus corazones. Cuando descubran esa llave tendrán autonomía, ligereza y fluidez para quedar y estar en la vida y no apenas sobrevivir en la vida.

A mi marido

Lídio Akio Sasaki, mi compañero de vida, que me dio todo el soporte para realizar este trabajo, mi agradecimiento. Sin ti, la realización de mi sueño no sería posible.

A los colaboradores del proyecto

No mencionaré nombres, pues la lista es grande. Hay mucha gente antes, en el principio, en la mitad del camino y siguiendo el camino. Nominar sería imposible, pues correría el riesgo de olvidar. Hay personas de la familia, del área de la salud, de la educación, de informática, diseñador gráfico, terapeutas, amigos. Aquí mi agradecimiento a todos los que, de una manera u otra, contribuyeron para la realización de este sueño, incluso aquí todos aquellos que parecían dificultar el camino, hoy comprendo que era para ayudarme a encontrar el camino apropiado. ¡Muchas gracias!

Informaciones

Informaciones adicionales sobre El Autismo y las Nuevas Constelaciones Familiares están disponible en los correos electrónicos de abajo:

Decenas de vídeos de Relatos de Padres disponibles en el sitio web y en YouTube.

Sitio web: **www.ArleteDeGasperin.com**

E-mail: **ArleteDeGasperin@gmail.com**

Facebook, Instagram, YouTube y Telegram

Buscar por: "Autismo y Constelación"

Instituto de Nuevas Constelaciones Familiares Brigitte Champetier de Ribes Madrid - España

https://www.insconsfa.com

Referências

Bibliografía:

BERNE, Eric. Lo que usted dice después de decir hola. São Paulo: Nobel, 2007.

HELLINGER, Bert. Mirar al alma de los niños: la pedagogía de Hellinger en vivo. México: Grupo Cudec, 2014.

HELLINGER, Bert. Órdenes del amor. 7ª ed. São Paulo: Cultrix, 2014.

HELLINGER, Bert. Un lugar para los excluidos. 4ª ed. Belo Horizonte: Atman, 2016.

RIBES, Brigitte Champetier de. Constelaciones familiares: los desafíos de la vida actual. Madrid: Gaia, 2019.

RIBES, Brigitte Champetier de. Empezar a constelar. 3ª ed. Madrid: Gaia, 2010, pág. 44-45.

RIBES, Brigitte Champetier de. Las fuerzas del amor. Madrid: Gaia, 2018.